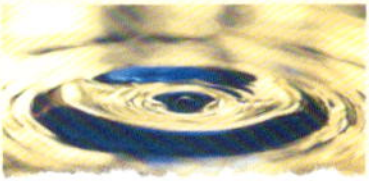

Rainer Haak

Trauern heißt neu anfangen

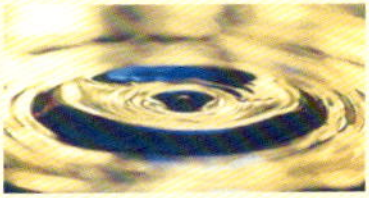

SKV-EDITION

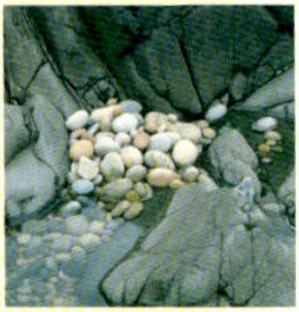

Der Weg der Trauer

Dieses Büchlein macht Mut, die eigene Trauer anzunehmen. »Trauern heißt neu anfangen« ist ein Geschenk für alle, die einen Verlust beklagen. Es ist aber auch für alle anderen eine Hilfe, über Leben und Sterben nachzudenken. Denn aus dem Blickwinkel des Abschiednehmens können wir den Wert des Lebens erst richtig ermessen.

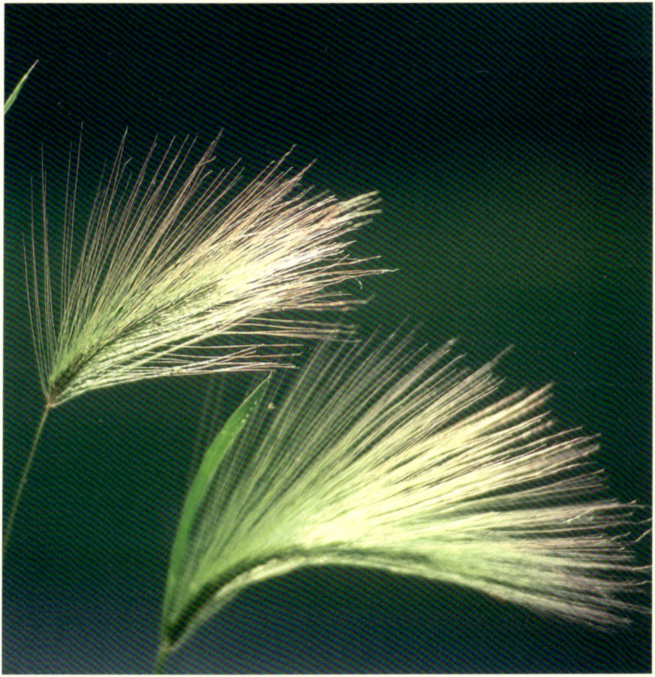

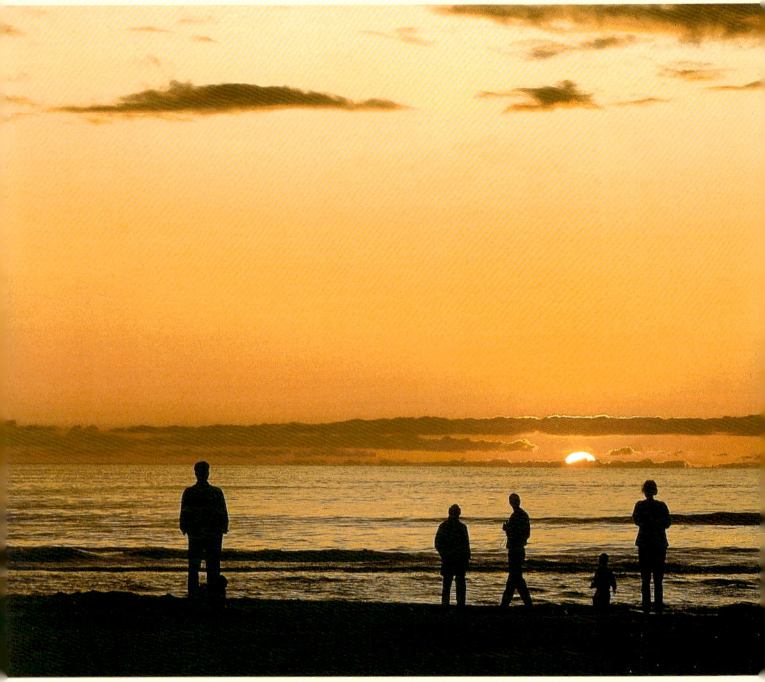

Abschied und Verlust

Abschied und Verlust begleiten mich schon seit meiner Kindheit. Der letzte Tag im Kindergarten, der Abschied von Spielgefährten, der Tod des Großvaters – alles muss verarbeitet werden. Diese Verarbeitung nennen wir Trauer. Wie gut, wenn Eltern mit ihren Kindern traurig sind und sie darin ernst nehmen!

Trauer aushalten

Ein Trend unserer Zeit ist es, immer schneller immer größere Ziele zu erreichen, und zwar mit möglichst wenig Aufwand. Ich will Spaß, Genuss sofort, Hummer in der Mittagspause, Liebe ohne Probleme. Tauchen aber doch Probleme und Schwierigkeiten auf, dann gilt es, sie so geschickt wie möglich wegzudrücken. Wir lassen uns so gern vorspiegeln, allmächtig zu sein. Dieser Trend ist ungesund, das hat sich herumgesprochen. Es gibt wieder mehr

Menschen, die bewusst ihre Grenzen akzeptieren und die bereit sind, ihre Ängste und Trauer auszuhalten und als Teil ihres Lebens anzunehmen.

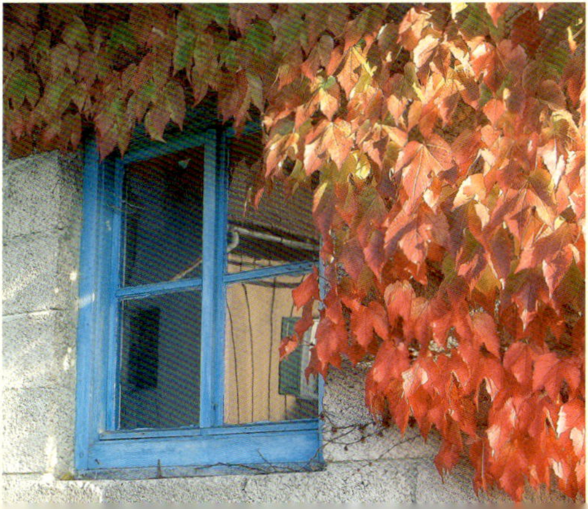

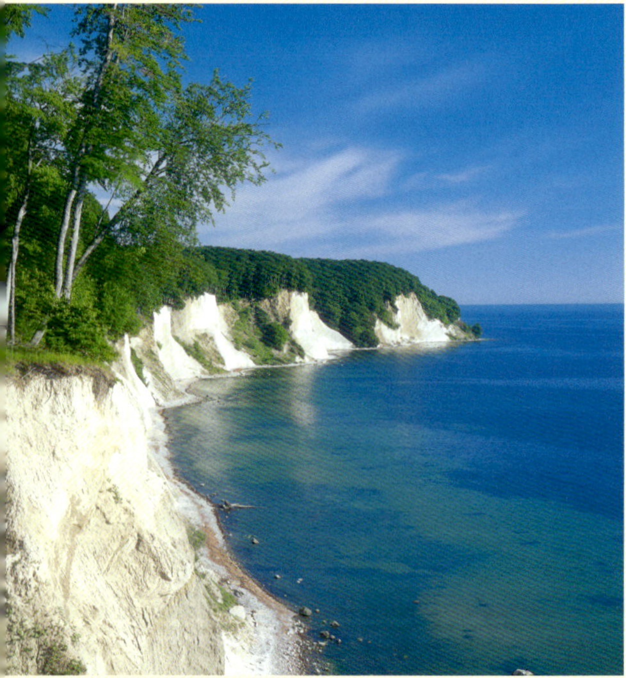

Ein Teil meines Lebens

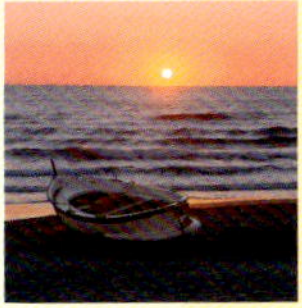

Ich habe einen wichtigen Teil meines Lebens verloren. Ein Teil meiner eigenen Welt ist Vergangenheit. Mein Leben und meine Welt geraten dadurch ins Wanken. So wie bisher wird nichts mehr sein. Eines Tages wird es weitergehen. Doch ich weiß nicht, wann und wie. Heute möchte ich nur festhalten.

Eines Tages

Das Leben geht weiter. Ein Kind wird geboren, Menschen verlieben sich. Wie oft habe ich das selbst miterlebt! Ich habe das Leben meistens von dieser Seite erfahren. Jetzt stehe ich auf der anderen Seite. Das Leben geht weiter? Im Augenblick scheint das nur für andere zu gelten. Eines Tages gilt es auch für mich.

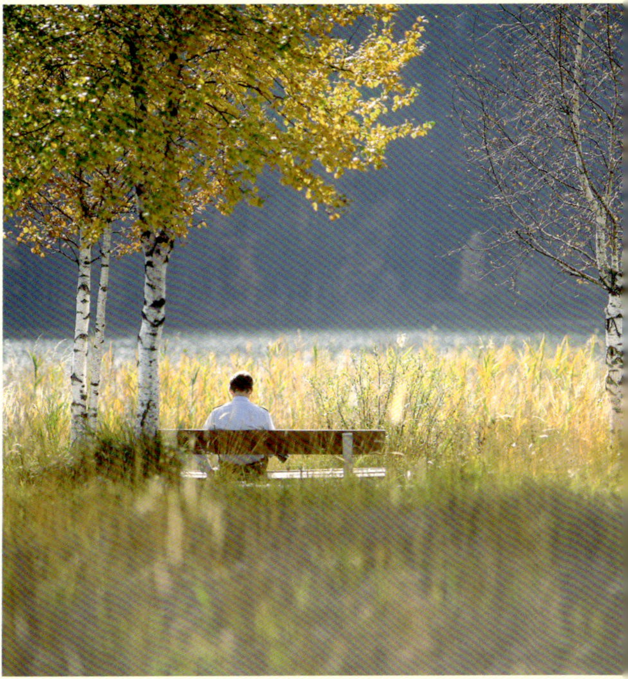

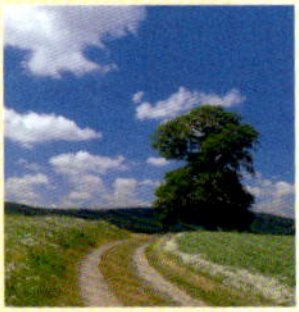

Eine Hilfe für den neuen Weg

Im Augenblick lebe ich nur für meine Trauer. Alles andere ist unwichtig geworden. Für das Schöne und Angenehme in dieser Welt habe ich keine Augen. Manche halten mich deshalb für undankbar. Sie meinen, dass ich doch schon so viel Gutes im Leben erfahren habe. Aber ich brauche meine ganze Zeit und Kraft für die Trauer.

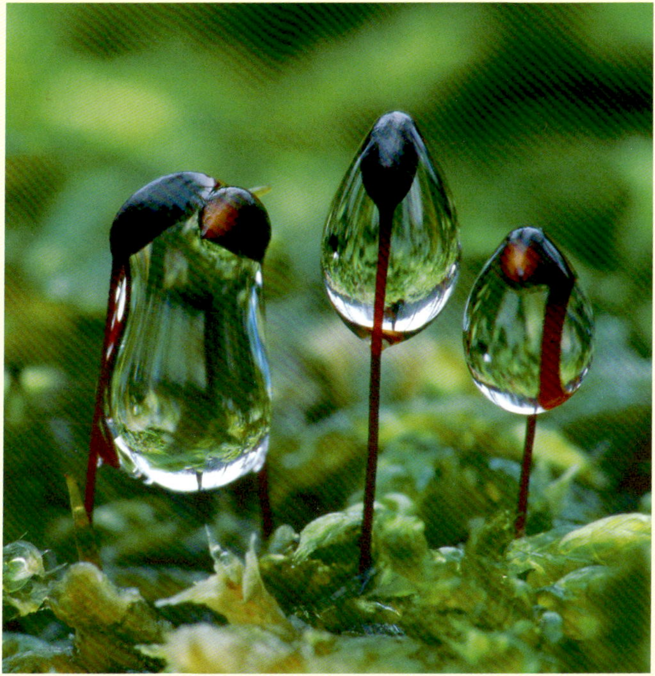

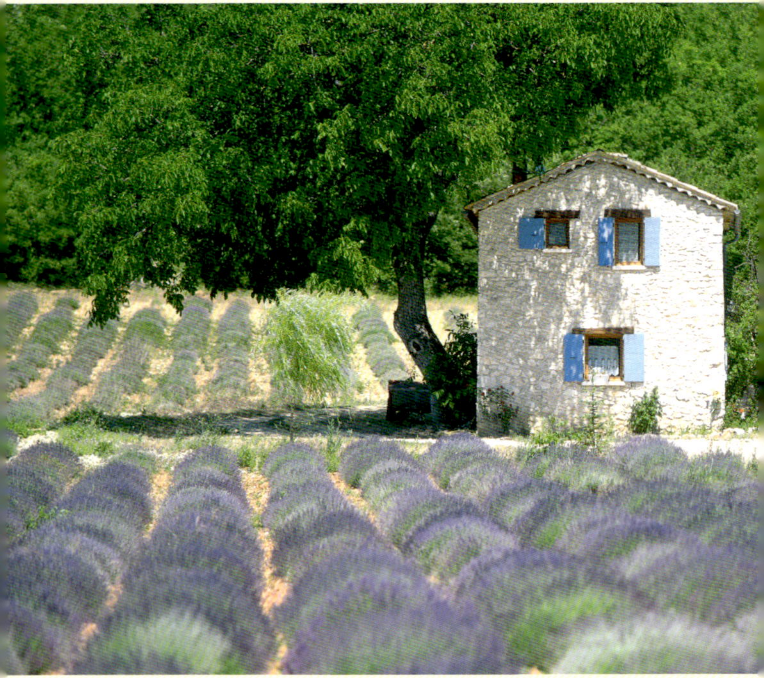

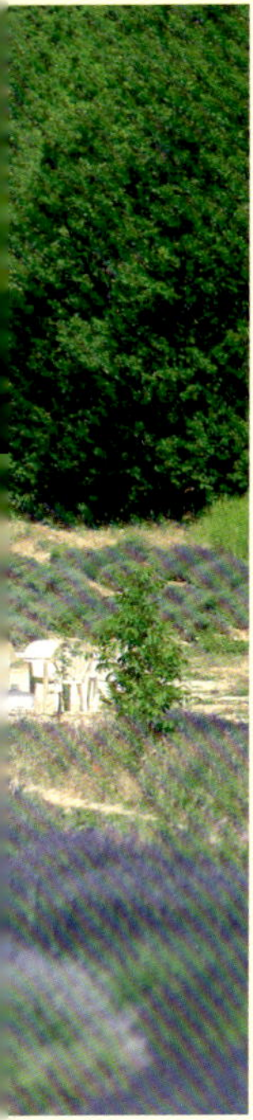

Meine kleine Welt

Während meiner Trauer ziehe ich mich zurück in meine kleine, vertraute Welt. Ich brauche mein Zimmer und meinen alten Sessel, so wie ich als Kind unter die Bettdecke kroch, wenn ich ängstlich oder unglücklich war. Vielleicht ist es die unbewusste Erinnerung an die erste Geborgenheit im Mutterleib?

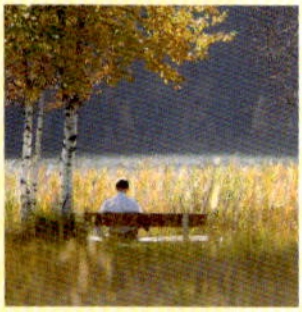

Ich brauche euch

Während der Zeit meiner tiefsten Trauer mache ich eine deprimierende Erfahrung: Gerade jetzt sind mir manche vertraute Menschen besonders fern. Es sieht aus, als würden sie mich meiden. Sie versuchen gequält, freundlich zu sein.
Ich verstehe gut, meine lieben Mitmenschen, dass ihr unsicher seid. Mir ginge es in eurer Situation vielleicht ganz genauso. Darum möchte ich euch ermutigen:

Habt Zeit für mich, das ist wichtig, hört mir zu, begleitet mich, ertragt meinen Schmerz! Weint mit mir, statt eure Unsicherheit zu überspielen! Seid mir nahe, mehr nicht, aber bitte, seid mir nahe!

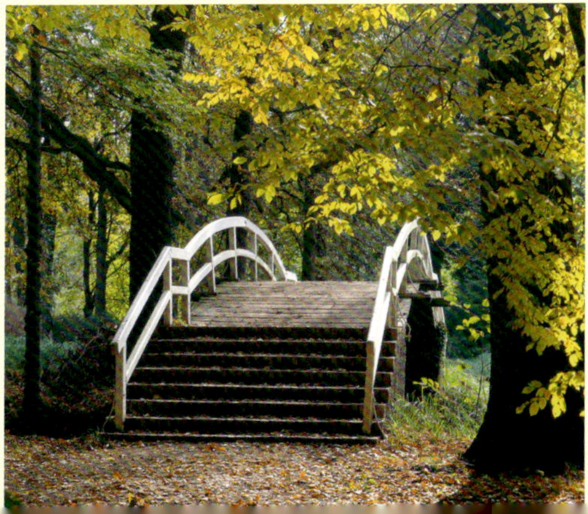

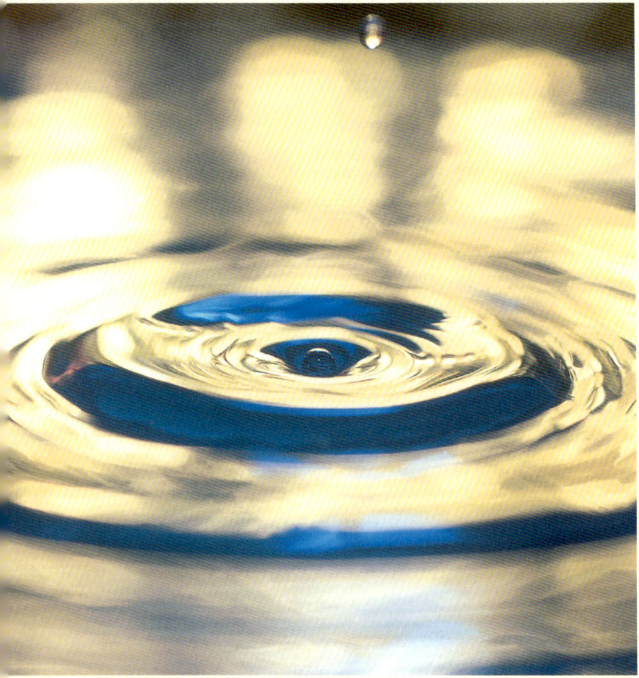

Es wäre zu viel

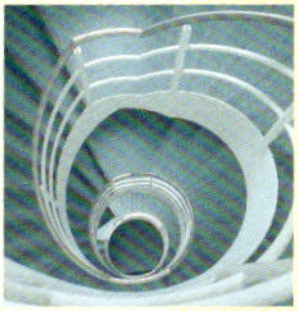

In dieser Zeit bin ich nicht offen für all das andere, was um mich herum geschieht. Leider gibt es Menschen, die mir das übel nehmen. Aber ich kann nicht. Ich brauche den geschützten Raum, in dem ich ausatmen darf, bevor ich einatmen kann. Es ist gut, wenn einige vertraute Menschen mich dabei begleiten.

Nicht nur oberflächlich

Wenn ich wirklich nur oberflächlich leben und mir keinen Tiefgang erlauben würde, mich nie völlig auf ein Abenteuer oder einen Menschen einlassen würde, wenn ich nie für eine Idee kämpfen würde, dann könnte ich mir vielleicht die Zeiten der Trauer ersparen. Aber so ein Leben möchte ich nicht führen. Es wäre kein erfülltes Leben.

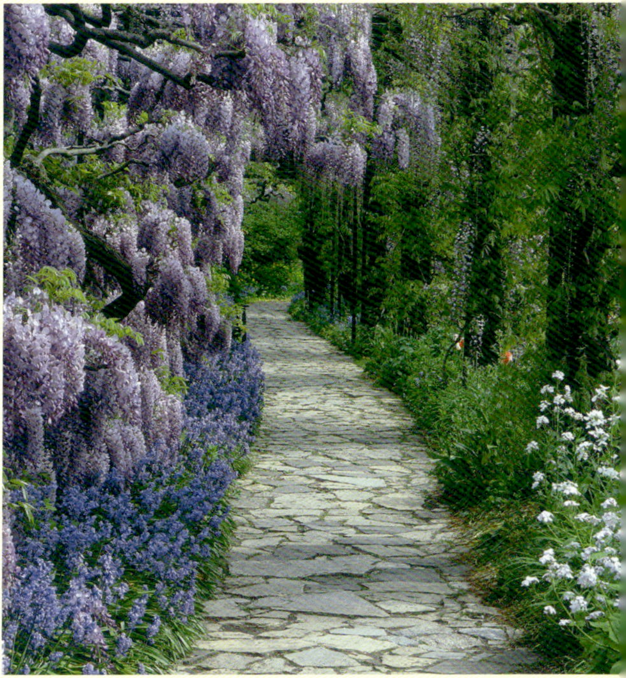

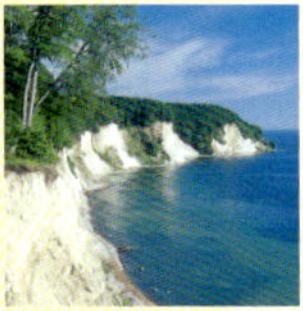

Höhen und Tiefen

Intensiv leben, das tut gut und das tut weh. In diesen Wochen spüre ich vor allem, dass es wehtut. Aber lieber nähme ich noch mehr Schmerzen in Kauf, als am Leben vorbeizulaufen. Ich stehe zu den Höhen in meinem Leben – und zu den Tiefen. Eines ist ohne das andere nicht möglich.

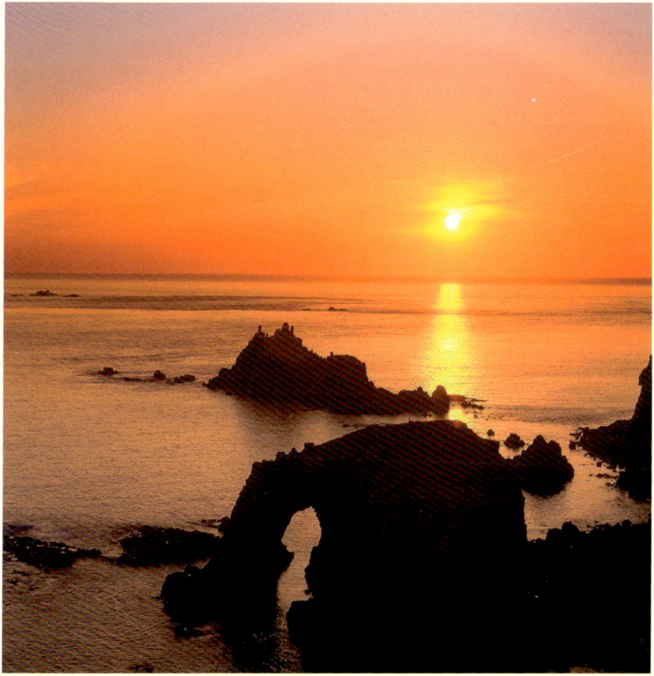

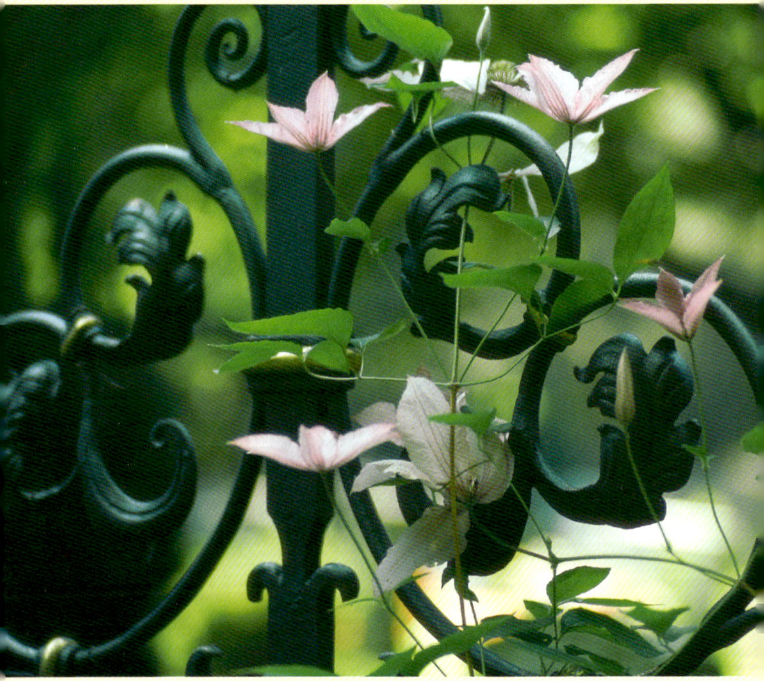

Leben ist mehr

Auch wenn mich meine Füße oft auf den Friedhof führen – mir wird deutlich, dass ich dem geliebten Menschen dort nicht begegnen kann. Aber wo ist er jetzt? Ich habe die Hoffnung, dass Leben mehr ist als diese wenigen Jahre hier auf der Erde. Ich vertraue darauf, dass jemand da ist, der unser aller Leben in seiner Hand hält.

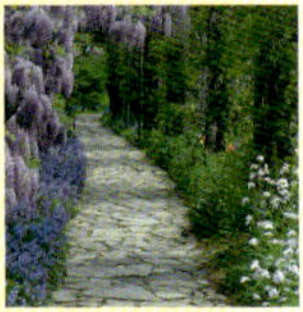

Dankbar für eine gute Zeit

Echte Trauer ist nicht möglich ohne Dankbarkeit. Ich habe einen guten, wichtigen Teil meines Lebens verloren. Zorn und Ohnmacht spüre ich, aber eben auch Dankbarkeit. Ich bin dankbar für die gemeinsame Zeit und für alle Liebe. Es hat sich gelohnt. Und das Gefühl der Dankbarkeit wird mich für immer begleiten. Der Tod eines vertrauten Menschen zeigt mir, wie zerbrechlich das Leben ist. Jeder

Augenblick des Glücks vergeht. Ich habe nichts auf Dauer. Darum will ich jeden Moment als kostbares Geschenk nehmen. Ich will für jede glückliche Stunde dankbar sein und mich über jedes gute Gespräch freuen.

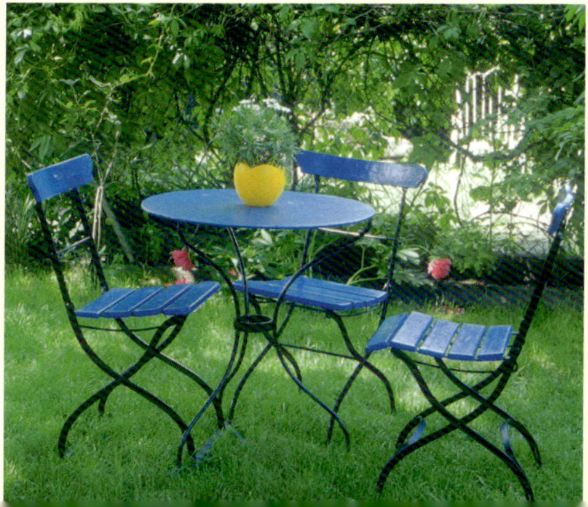

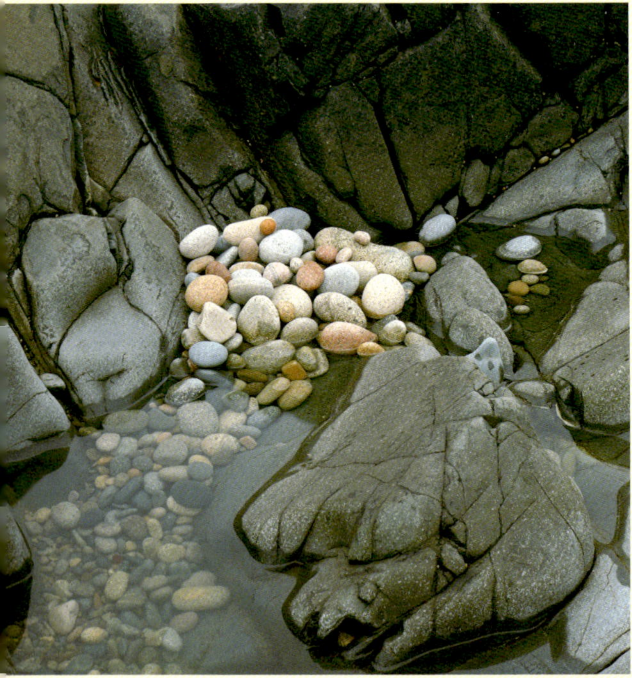

Abschied nehmen

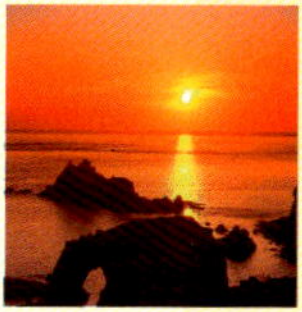

Menschen trauerten um ihre Eltern, die viel zu jung starben. Der Ehepartner verunglückte, Kinder starben, Geschwister, Freunde – immer hieß es Abschied zu nehmen. Schmerz und Trauer sind stets die erste und wichtigste Antwort. Trauer ist so wichtig und so gesund. Ihr ist es zu verdanken, dass trotz allem die Freude immer wieder zurückkehrt.

Mich nicht betrügen

Es gibt viele Möglichkeiten, mich um meine Trauer zu betrügen. Ich kann sie durch Pillen betäuben, durch Alkohol ertränken oder durch ständige Aktivität verdrängen. So betrüge ich mich selbst. Denn ich brauche die Trauer. Wenn ich sie zu überlisten versuche, hat sie keinen Anfang und kein Ende. Darum will ich auf alle Tricks verzichten.

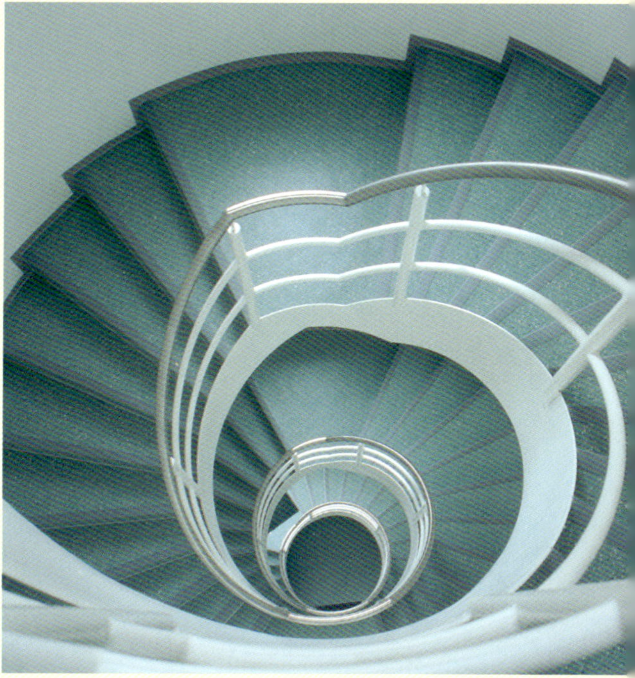

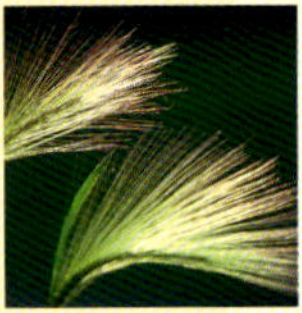

Was ich tun kann

Ich brauche jemanden, der zu mir steht, wenn ich ganz unten bin. Ein Mensch, der bei mir sitzt und mit mir weint. Ein paar liebe Zeilen sind mehr wert als die Erinnerung an gute Freunde, die nichts von sich hören lassen. Darum will ich den Menschen hereinlassen, der mich besucht, den Brief lesen und dankbar sein für jedes Zeichen von Mitgefühl.

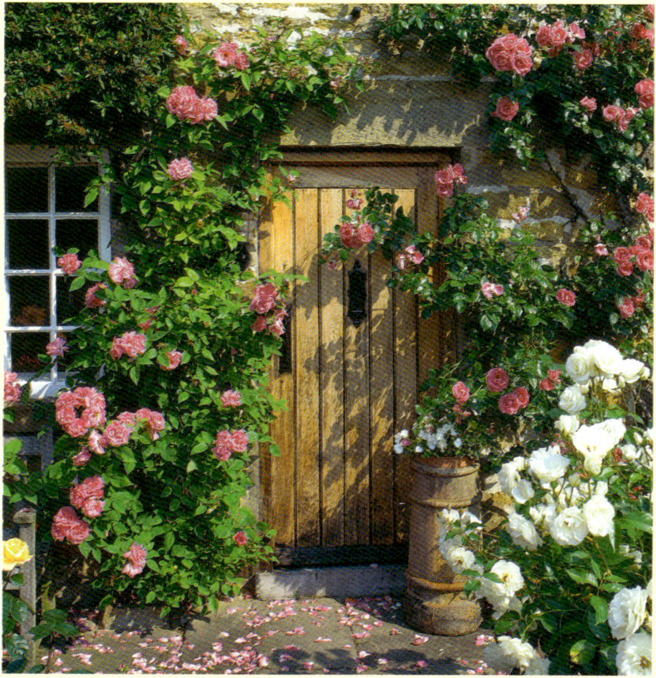

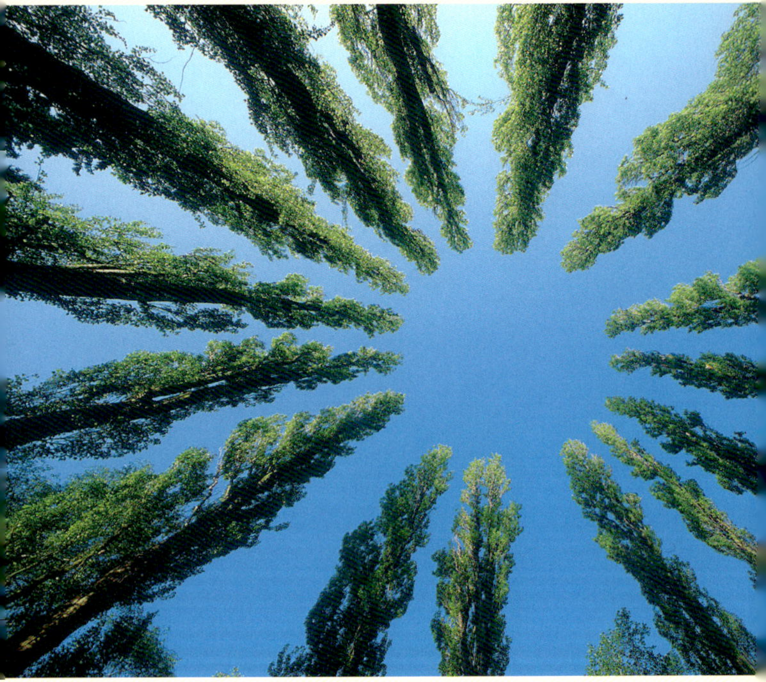

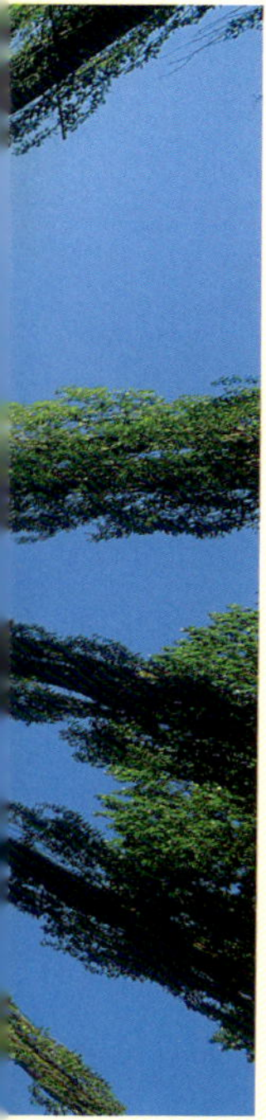

Anspruch auf immer mehr?

Wir alle stehen in der Gefahr, immer mehr vom Leben zu fordern und zu meinen, es stünde uns zu. Wir lassen uns täglich einreden, dass wir Anspruch haben auf mehr Vergnügen, mehr Lust, mehr Komfort, mehr Information, mehr Freizeit, mehr Zerstreuung, mehr Befriedigung.
Es ist, als würden wir von einem Rausch heimgesucht.

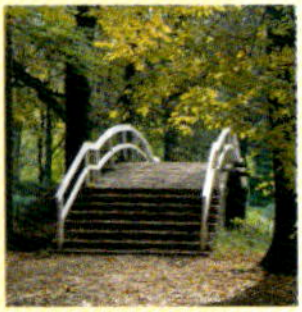

Nichts kann mich trennen

Menschen sterben, Freunde verlassen mich, Beziehungen gehen zu Ende. Selbst mein eigenes Leben ist mir nur für eine bestimmte Zeit gegeben.
Ich zögere bei dem Wort »gegeben«.
Es erinnert mich an den, aus dessen Hand doch alles Leben kommt. In den vergangenen Wochen schien er mir manchmal unendlich fern. Ich haderte mit ihm, ich klagte ihn an: »Warum, Gott?« Doch jetzt dämmert mir, dass die einzige zuverlässige

Beziehung die zu Gott ist. Von ihm kann mich nichts trennen, kein Tod, keine Enttäuschung, nicht einmal meine bitteren Vorwürfe im Augenblick des größten Schmerzes.

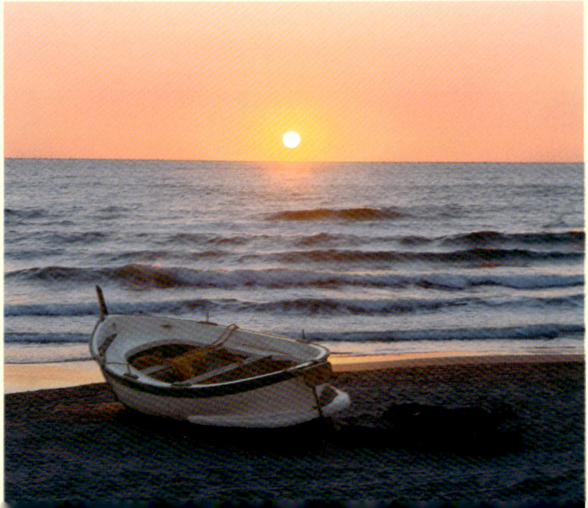

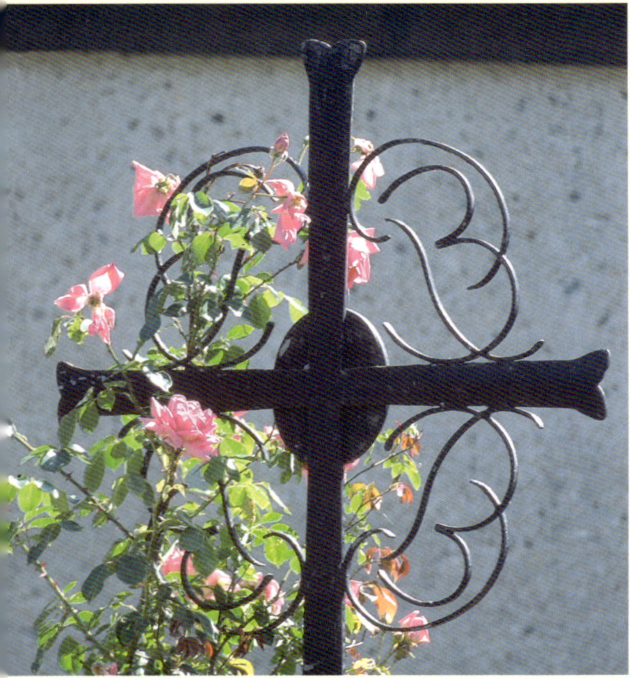

Ein anderer Blickwinkel

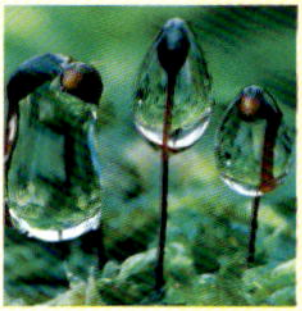

Meine Trauer rückt die Schwerpunkte wieder zurecht. Sie macht mir klar, dass jedes Leben einen Anfang und ein Ende hat. Sie gibt mir völlig neue Maßstäbe. Sie verdeutlicht mir, wie wichtig es sein kann, warten zu können. Und sie lehrt mich, meine Last und meinen Schmerz anzunehmen.

Das Leben kann neu anfangen

In den vergangenen Wochen lag die Welt für mich da wie im Nebel. Jetzt sehe ich wieder Menschen um mich herum und nehme – zögernd – an ihren Schicksalen teil. Ich denke, dass ich alles getan habe, was dem schweren Verlust entspricht. Ich habe geweint und geschimpft, geredet und gebetet. Das Leben kann neu anfangen.

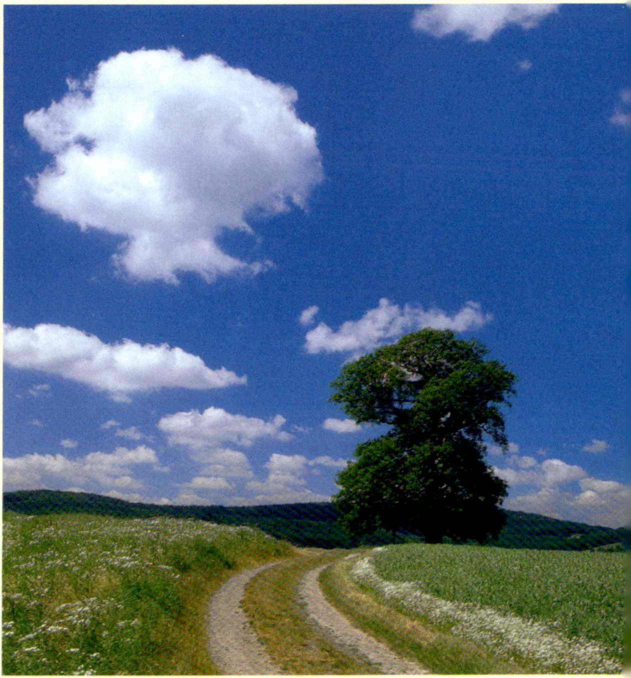

Bildnachweis:
Umschlagbild: M. Ruckszio
Innenbilder: S. 7: G. Hettler; S. 8/9: R. Ter; S. 11: R. Blesch; S. 12: Th. Kirsch/ Photodesign Kirsch; S. 15: A. Albinger; S. 17: SIV/IFA-Bilderteam; S. 18/19: Harris/IFA-Bilderteam; S. 21: W. Wirth; S. 22: Nacivet/IFA-Bilderteam; S. 25: W. Layer; S. 27: Noble/IFA-Bilderteam; S. 28/29: G. Hettler; S. 31: H. Baumann; S. 32: U. Schneiders; S. 35: H. Baumann; S. 37: Noble/IFA-Bilderteam; S. 38/39: J. Bieker; S. 41: Epple/Eppinger; S. 42: A. Bomke; S. 45: G. Hartmann

Informationen über Bücher und Veranstaltungen von Rainer Haak erhalten Sie im Internet unter: www.rainerhaak.de

Bibliografische Information der Deutschen Nationalbibliothek
Die Deutsche Nationalbibliothek verzeichnet diese Publikation in der Deutschen Nationalbibliografie; detaillierte bibliografische Daten sind im Internet über http://dnb.d-nb.de abrufbar.

ISBN 978-3-8256-4820-6
Bestell-Nr. 94820
2. Auflage 2007

Gesamtherstellung:
St.-Johannis-Druckerei, Lahr/Schwarzwald
Printed in Germany 111949/2007